"LA LIMITACIÓN DEL ESFUERZO TERAPÉUTICO EN LAS UNIDADES DE HOSPITALIZACION DEL HOSPITAL UNIVERSITARIO CENTRAL DE ASTURIAS"

ÍNDICE

1. INTRODUCCIÓN

Durante la segunda mitad del siglo XX se crearon en España las primeras Unidades de Cuidados Intensivos (UCIs) con el fin de preservar la vida del paciente crítico. A este hecho histórico se sumaron los avances tecnológicos propios de la época, y con ello una serie de conflictos éticos.

Algunos procesos retrasan la muerte en vez de prolongar la vida lo que implica que no todo lo técnicamente posible es éticamente correcto. Es entonces necesario saber establecer los límites de la medicina, ya que alargar una muerte inevitable no conlleva un beneficio real para el paciente[1,2].

Hablamos por tanto de *distanasia, encarnizamiento o ensañamiento terapéutico* cuando se insiste en la aplicación de recursos médico-quirúrgicos que no garantizan una mejoría y que además empeoran la calidad de vida del paciente[3].

Ante los problemas mencionados, The Hastings Center, el centro de bioética más prestigioso del mundo, desarrolló un proyecto internacional para aclarar cuales debían ser los fines de la medicina en la era tecnológica[4], es decir, los descritos en la Tabla 1.

LOS FINES DE LA MEDICINA
1. La prevención de enfermedades y lesiones y la promoción y la conservación de la salud.
2. El alivio del dolor y del sufrimiento causado por males.
3. La atención y la curación de los enfermos y los cuidados de los incurables.
4. La evitación de la muerte prematura y la búsqueda de una muerte tranquila.

Tabla 1: The Hastings Center. Los fines de la medicina. Cuaderno nº11 de la Fundación Grifols.

Así es que a mediados de los años 90 de acuerdo con esta definición se desarrolló el concepto de *limitación del esfuerzo terapéutico (LET)*. Esta práctica consiste en no aplicar medidas extraordinarias o desproporcionadas siempre y cuando se avale la irreversibilidad de la situación patológica, el profesional sanitario considera que con inútiles o fútiles, así como de conseguir una muerte tranquila.

Existen dos posibilidades: retirar o no iniciar una determinada medida. Esta última incluye la limitación del ingreso, entra dentro de las medidas de restricción. Aunque psicológicamente es más fácil retirar que no instaurar no existe diferencia desde el punto de vista ético[1,2,5].

Muchas veces se ha confundido este término con la eutanasia o con el suicidio asistido, algo totalmente desafortunado y por lo que la Organización Médica Colegial (OMC) ya ha abogado en 2002, la diferencia fundamental radica en la intención. La LET permite la muerte en el sentido de que no la impide, pero en ningún caso la produce o la causa[6].

De todos modos, el término LET no es tampoco del todo apropiado, la limitación también abarca procedimientos diagnósticos, no solo terapéuticos. Además, es erróneo interpretarlo como una limitación de los cuidados, no implica que el esfuerzo sanitario haya finalizado, sino que se orienta hacia otros objetivos. Dicho esto, algunos autores prefieren el término *adecuación* en lugar de *limitación*[7].

En consecuencia, la LET está dirigida a pacientes terminales y tiene por tanto una amplia relación con los cuidados paliativos[1,5] cuyo objetivo es el cuidado del paciente al final de la vida y el respeto por su dignidad, resguardando la calidad de vida.

1.1 MARCO ÉTICO

Existen cuatro principios básicos en bioética que sirven para dar un valor metodológico a la toma de decisiones, en cuanto a la limitación del esfuerzo terapéutico se refiere[8].

- **Principio de No-Maleficencia:** no llevar a cabo intervenciones diagnósticas o terapéuticas que puedan estar contraindicadas, sin evidencia suficiente o que sean inseguras para el paciente.

- **Principio de Justicia:** procurar un reparto equitativo facilitando un acceso no discriminatorio, adecuado y suficiente a los recursos disponibles, así como hacer un uso eficiente de los mismos.

- **Principio de Autonomía:** el paciente es quien decide sobre su salud y su enfermedad. En el ámbito médico el consentimiento informado es la máxima expresión de este principio de autonomía, constituye un derecho del paciente y un deber del médico.

- **Principio de Beneficencia:** las decisiones que se toman deben ser en beneficio del paciente, por ello, no solo se debe de tener en cuenta su estado de salud, sino también sus emociones, sus sentimientos y sus creencias.

Además, a través de sus diferentes documentos de trabajo y de su código ético, la Sociedad Española de Medicina Intensiva, Crítica y Unidades Coronarias (SEMICYUC) ha respaldado la LET como una buena práctica clínica[3].

1.2 MARCO LEGAL

En ningún momento la Constitución Española hace referencia al derecho a una muerte digna de modo que algunas Comunidades Autónomas haciendo uso de sus competencias han desarrollado una ley al respecto, siendo el Principado de Asturias una de las últimas en hacerlo.

La *Ley del Principado de Asturias 5/2018, de 22 de junio, sobre derechos y garantías de la dignidad de las personas en el proceso del final de la vida* regula los derechos de las personas, los deberes del personal del ámbito sanitario y social y las garantías que los centros e instituciones sanitarias, así como los servicios sociales en los que se presta atención sanitaria deben proporcionar a los pacientes durante el mencionado proceso[9].

En resumen, esta ley pretende acabar con la inseguridad jurídica que provocan las situaciones de LET en los profesionales sanitarios, de manera que puedan conocer con certeza cómo proceder y actuar. Aunque también busca establecer el respeto a la dignidad como un valor intrínseco de todo ser humano, con independencia del grado de autonomía o de conciencia.

1.3 CRITERIOS PARA LA LET

El médico tiene la responsabilidad de reconocer cuando una medida terapéutica o diagnóstica ha alcanzado su límite o ha dejado de ser eficaz y en tal caso plantear una LET. Para ello hay que tener en cuenta que no solo se estudian factores clínicos, sino que también intervienen criterios éticos[7].

Estos criterios tratan de aportar argumentos racionales que sirvan para tomar una decisión prudente. Además, es importante destacar que los criterios para retirar o no iniciar determinadas medidas son los mismos.

Lo primero es realizar una evaluación del caso teniendo en cuenta el diagnóstico, el pronóstico y la calidad de vida tanto previa como futura, pero por encima de todo están las preferencias del paciente, no podemos obviar el principio de autonomía.

Si el paciente no puede manifestar directamente sus preferencias debemos averiguar si ha realizado voluntades anticipadas o instrucciones previas. De no ser así, serán los tutores quienes participen en el proceso y tomen las decisiones, siempre que respeten su proyecto de vida y sus valores. Si no los hay, serán los allegados más cercanos y si tampoco se encontrasen allegados que conozcan bien los intereses del paciente será el propio equipo médico el que decida.

Aparte, la situación clínica de estos pacientes condiciona bastante la evaluación de la calidad de vida. Por lo general se evalúa a través de encuestas y cuestionarios, pero en estos casos, al estimarse con frecuencia externamente, es necesario hacerlo a través de escalas o índices validados, es un factor fundamental para la toma de decisiones en LET y no sirve con la mera apreciación subjetiva de los médicos.

La LET exige la colaboración de todas las partes implicadas, pero no siempre se consigue llegar a un acuerdo con las familias. Muchas veces debido a la falta de información desconocen los aspectos técnicos sobre los que les corresponde decidir.

En estos casos es necesario insistir en el diálogo y si a pesar de todo persisten las discrepancias se tendrá entonces que recurrir al Comité de Ética Asistencial (CEA) del hospital.

Finalmente, para que se lleve a cabo la LET el equipo sanitario debe aprobar unánimemente la decisión a través de un proceso deliberativo. Es obligación médica no abandonar al paciente durante el proceso, merece una muerte digna y en paz independientemente de los cuidados paliativos que precise[6-8].

2. ESTADO ACTUAL DEL TEMA

Tras una exhausta revisión bibliográfica se ha observado que hoy en día estas limitaciones han aumentado su incidencia dentro del marco de la asistencia sanitaria cotidiana pero realmente se desconoce hasta que punto se tienen en cuenta, al no haber un consenso explícito resulta difícil conocer en detalle la incidencia de esta práctica[6,8].

Un estudio del año 2003, The Ethicus Study[10], reveló que cerca del 70% de las muertes que se producían en las UCIs europeas precedían de una decisión de LET. No obstante, el estudio también mostró grandes variaciones en la práctica de LET entre las regiones Norte, Central y Meridional de Europa. Resultó ser más habitual la retirada de medidas terapéuticas en el Norte que en el Sur mientras que la diferencia con respecto a la no instauración era mínima.

Curiosamente, en otro estudio europeo, esta vez del año 2007, se observó que la religión desempeñaba un papel muy importante en la toma de decisiones. El tipo de LET que se llevaba a cabo dependía en gran parte de la religión del médico, las diferencias entre la no instauración y la retirada de medidas terapéuticas o diagnósticas eran muy significativas[11].

Sin embargo, en España hay publicado un estudio del año 2001 que sitúa dicho porcentaje alrededor de un 34%[12]. Aunque son pocos los estudios a nivel nacional, existe otro realizado en el País Vasco entre 1999 y 2000 que clasifica la gravedad, la calidad de vida previa, la patología médica y la edad del paciente como principales variables asociadas a la decisión de LET[13].

Por lo general, en el 70% de los casos la decisión de LET se consultó con la familia, son pocos los estudios que muestran lo contrario, así como se logró llegar a un acuerdo en el 60%. Son también pocos los casos en los que la familia propone la LET y menos aún en los que la rechaza[12].

No existen muchos trabajos al respecto y dada la variabilidad del significado del concepto, de las medidas que se consideran susceptibles de dicha práctica y de los diferentes contextos culturales, éticos y jurídicos se considera por tanto interesante llevar a cabo este proyecto.

3. HIPÓTESIS

El estudio tiene una finalidad descriptiva y por tanto carece de hipótesis.

4. OBJETIVOS

4.1 OBJETIVO GENERAL

Medir la prevalencia con la que se realiza la limitación del esfuerzo terapéutico (LET) en los pacientes ingresados en la Unidad de hospitalizacion del Hospital Universitario Central de Asturias (HUCA) entre 2016 y 2018.

4.2 OBJETIVOS ESPECÍFICOS

- Examinar las características clínicas de los pacientes.
- Identificar las limitaciones más habituales.
- Comprobar la prevalencia en los diferentes tipos de LET.
- Describir la frecuencia con la que participan las diferentes partes.

5. METODOLOGÍA

5.1 TIPO DE ESTUDIO

Se llevará a cabo un estudio descriptivo, transversal y de carácter retrospectivo.

5.2 POBLACIÓN A ESTUDIO

El muestreo será por conveniencia, no probabilístico. Los sujetos a estudio serán los pacientes ingresados en las unidades de hospitalización del HUCA a los cuales se les haya aplicado una LET entre el 1 de enero de 2016 y el 31 de diciembre de 2018. Los criterios serán los siguientes.

5.2.1 CRITERIOS DE INCLUSIÓN

- Haber iniciado el proceso en las unidades de hospitalización del HUCA.
- Haber fallecido en las unidades de hospitalización del HUCA.

5.2.2 CRITERIOS DE EXCLUSIÓN

- Tener menos de 14 años.
- No cumplir los criterios de inclusión.

5.3 VARIABLES DEL ESTUDIO

A continuación, se desarrollarán las variables que han sido seleccionadas para llevar a cabo este proyecto.

Variables sociodemográficas

- **Edad:** variable cuantitativa discreta. Medida en años.

- **Sexo:** variable cualitativa nominal dicotómica. Categorizada en:

  - *Masculino*

  - *Femenino*

- **Enfermedad crónica:** variable cualitativa nominal dicotómica. Indica la presencia de enfermedades previas al ingreso que por general son de larga duración y progresión lenta. Categorizada en:

  - *Sí*

  - *No*

Si la respuesta ha sido afirmativa se tendrá entonces que seleccionar la enfermedad crónica del paciente en base a una selección de las más comunes. Variable cualitativa nominal politómica. Categorizada en:

- *Diabetes*

- *HTA*

- *Enfermedad cardiovascular*

- *Enfermedad cerebrovascular*

- *Enfermedad neoplásica*

- *Enfermedad respiratoria*

- *Enfermedad osteoarticular*

- *Enfermedad renal*

- *Enfermedad hepática*

- *Enfermedad hematológica*

- *Otras*

Variables relacionadas con el ingreso

- **Diagnóstico:** variable cualitativa nominal politómica. Determina la naturaleza de la enfermedad. Categorizado en:

    - *Médico*
    - *Quirúrgico*
    - *Traumático*

- **Enfermedad:** variable cualitativa nominal politómica. Identifica la alteración fisiológica que fue motivo del ingreso. Categorizado en:

    - *Enfermedad cardiovascular*
    - *Enfermedad respiratoria*
    - *Enfermedad neurológica*
    - *Enfermedad renal*
    - *Enfermedad endocrino-metabólica*
    - *Enfermedad digestiva*
    - *Enfermedad autoinmune*
    - *Sepsis*
    - *Disfunción multiorgánica*
    - *Intoxicación/Sobredosis*
    - *Otros*

- **Pronóstico:** variable cualitativa nominal politómica. Determina la gravedad de la situación patológica. Categorizado en:

    - *Grave*
    - *Irreversible*
    - *Terminal*

- **Calidad de vida previa/futura:** variable cualitativa ordinal politómica. Valoración subjetiva de la vida propia en las facetas física, psíquica y social. Al ser un concepto tan ambiguo se han llegado a crear instrumentos de medida específicos para cada enfermedad pero que no vamos a tener en cuenta para este estudio. En estos pacientes es muy difícil de valorar así que nos vamos a limitar a una clasificación muy general. Categorizada en:

  - *Buena*
  - *Regular*
  - *Mala*

- **Tiempo de hospitalización previo al ingreso en UCI:** variable cualitativa ordinal politómica. Categorizada en:

  - *Menos de 24 horas*
  - *1 día*
  - *2 días*
  - *De 3 a 9 días*
  - *Más de 9 días*

- **Procedencia del paciente:** variable cualitativa nominal politómica. Categorizada en:

  - *Servicio de urgencias*
  - *Planta de hospitalización*
  - *Otro hospital*

- **Fecha de ingreso:** variable cuantitativa continua, expresada en día/mes/año.

- **Fecha exitus:** variable cuantitativa discreta, expresada en día/mes/año.

- **Duración del ingreso:** variable cuantitativa discreta, expresado en días.

Variables relacionadas con la LET

- **Fecha inicio LET:** variable cuantitativa discreta, expresada en día/mes/año.

- **Tiempo desde el ingreso hasta el inicio de LET:** variable cuantitativa discreta, expresado en días.

- **Tiempo desde el inicio de LET hasta el exitus:** variable cuantitativa discreta, expresado en días.

- **Tipo de LET:** variable cualitativa nominal dicotómica. Identifica la forma de LET que se llevó a cabo. Categorizada en:

    - *Retirar medidas*
    - *No iniciar medidas*

- **Técnicas o tratamientos limitados:** variable cualitativa nominal politómica. Identifica las medidas que han sido retiradas o no instauradas y para ello se han seleccionado algunas de las más frecuentes según otros estudios. Categorizada en:

    - *Ventilación mecánica*
    - *Reanimación cardiopulmonar*
    - *Diálisis*

- *Pruebas diagnósticas*

- *Cirugía*

- *Trasplante*

- *Transfusión de hemoderivados*

- *Administración de antibióticos*

- *Fármacos vasoactivos*

- *Nutrición artificial*

- *Tratamiento oncológico*

- *Otros*

- **Opinión y preferencias del paciente:** variable cualitativa nominal dicotómica. Indica si se han tenido en cuenta o no las preferencias del paciente, es decir, si ha sido el propio paciente el que ha tomado la decisión. Categorizada en:

    - *Sí*

    - *No*

- **Voluntades anticipadas:** variable cualitativa nominal dicotómica. A través de esta variable se sabrá si las preferencias del paciente se han tenido en cuenta por su capacidad para expresarlas o por la existencia de un documento previo. Categorizada en:

    - *Sí*

    - *No*

- **Persona responsable:** variable cualitativa nominal politómica. Esta variable tan solo se cumplimentará en caso de que el paciente no haya podido expresar sus preferencias o no haya redactado voluntades anticipadas.

Identifica por tanto a la parte implicada en la toma de la decisión. Categorizada en:

- *Representante legal*
- *Allegados más cercanos*
- *Equipo médico*

- **Acuerdo con la familia:** variable cualitativa nominal dicotómica. La decisión de LET exige la colaboración de todas las partes implicadas, la familia por tanto juega un papel muy importante y de ahí el interés por conocer su grado de acuerdo. Categorizada en:

  - *Sí*
  - *No*

- **Intervención CEA:** variable cualitativa nominal dicotómica. Determina la frecuencia con la que participa el CEA ante una decisión de LET. Categorizada en:

  - *Sí*
  - *No*

- **LET reflejada correctamente:** variable cualitativa nominal dicotómica. En las historias clínicas no siempre se registra correctamente la información, por lo que dada la importancia que tienen las aplicaciones de la LET se considera interesante estudiar esta variable. Categorizada en:

  - *Sí*

- *No*

5.4 PROCEDIMIENTO

En primer lugar, se solicitará permiso al Comité Ético de Investigación Clínica Regional del Principado de Asturias (Anexo 1) y a continuación se enviará otra solicitud a la Subdirección de Gestión del Conocimiento (Anexo 2). La Dirección del Área, en este caso el Área Sanitaria IV, evaluará el proyecto y emitirá una respuesta.

Además, en este caso para poder acceder a las historias clínicas se necesita también el permiso por parte del Servicio de Admisión y Documentación Clínica del HUCA (Anexo 2).

Si la respuesta es favorable se procederá entonces a realizar la recogida de datos. Para ello se consultará el registro de defunciones del HUCA y se seleccionarán todos los pacientes que hayan fallecido en la UCI entre el 1 de enero de 2016 y el 31 de diciembre de 2018.

Finalmente, se revisarán todas las historias clínicas y se descartarán todos aquellos pacientes que no cumplan con los criterios establecidos, así como se cumplimentará una hoja de recogida de datos (Anexo 3) por cada paciente válido para el estudio.

5.5 ANÁLISIS ESTADÍSTICO

El análisis estadístico de los datos se realizará mediante el programa informático SPSS versión 25.0. Para la descripción de las variables cuantitativas se utilizará la media junto a la desviación estándar (σ) y el rango. Las variables cualitativas se expresarán en frecuencias y porcentajes.

Por otro lado, para comparar las variables cualitativas se utilizará la prueba Chi-cuadrado y para las variables cuantitativas la prueba T-Student. Se aceptará significación estadística cuando la p≤ 0.05.

5.6 CONSIDERACIONES ÉTICAS

Este proyecto se ha desarrollado de acuerdo con los principios éticos de la investigación clínica recogidos en la Declaración de Helsinki de 1964.

El investigador se comprometerá a separar los datos de identificación personal de los clínico-sanitarios de acuerdo con la *Ley Orgánica 15/1999 de protección de datos de carácter personal y la Ley 41/2002 básica reguladora de la autonomía del paciente y derechos y obligaciones en materia de información y documentación clínica.*

De todos modos, en esta investigación prevalecerá el interés por el estudio y no se realizará ningún acto o prueba que pueda suponer un riesgo o que pueda atentar contra el honor del paciente.

5.7 LIMITACIONES DEL ESTUDIO

El estudio solo tendrá en cuenta las aplicaciones de la LET que se inicien y solo se estudiarán los casos de los pacientes que hayan fallecido en ella. Por tanto, el estudio contará con un importante sesgo de selección, la muestra es reducida y poco representativa, no proporcionará una visión exacta de la situación.

Otra limitación será la veracidad y la fidelidad de los datos obtenidos de las historias clínicas. Este sesgo de información puede incluir también errores en la recogida de datos por parte del investigador de modo que se tomarán medidas adicionales para evitarlo.

6.RESULTADOS

i.   Resultados descriptivos

En las siguientes tablas se presentan los estadísticos descriptivos obtenidos para cada una de las variables sociodemográficas estudiadas.

- **Sexo**:

La primera variable estudiada es el sexo. Siendo el 16,1% hombres y el 83,9% mujeres.

- **Edad:**

La edad media fue de 72,73 años con una desviación típica de 11,469.

- **Unidad de hospitalización:**

El 60,7% de los pacientes pertenecen a una unidad de hospitalización médica y el 39,3% a una unidad de hospitalización quirúrgica.

- **LET:**

El 28,6% retirada de medidas y un 71,4% no iniciar medidas.

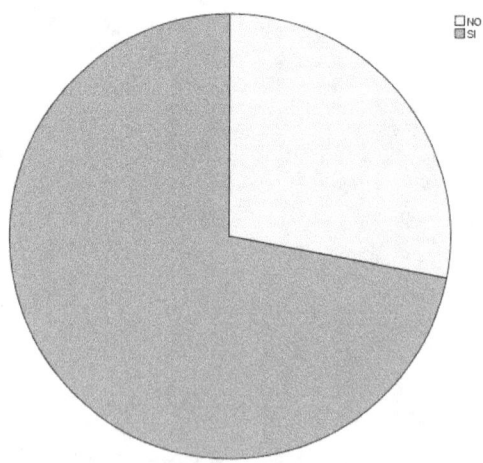

ii.   Resultados comparativos

Para estudiar la relacion entre resiliencia o burnout y las variables sociodemográficas, así como para estudiar la influencia de estas variables en cada una de las dimensiones se utilizaron diferentes pruebas como Chi-cuadrado; r-Pearson ; U-de Mann Whithey y Anova en función de la categorización de la variable.

Posteriormente para estudiar la relación entre síndrome de burnout y el sexo se utilizólaU-de Mann Whithey. El resultado no es significativo por lo que no hay relación entre el burnout y el sexo (p= 0,482).

A continuación, se expone de forma esquemática la estructura temporal que se desarrollará para llevar a cabo el trabajo de investigación durante el año 2020.

	Enero	Febrero	Marzo	Abril	Mayo	Junio	Julio	Agosto	Septiembre
Búsqueda bibliográfica	X	X							
Diseño del estudio y solicitud de permisos		X	X						
Redacción TFG				X	X				
Recogida de datos					X	X			
Análisis estadístico						X	X		
Discusión y conclusiones								X	
Publicación de resultados								X	X

Tabla 2: Planificación de la investigación a lo largo del año 2020.

7.CONCLUSIONES

1. La retirada de medidas se lleva a cabo en un 28,6% de los pacientes ingresados en las unidades de hospitalización del Principado de Asturias.

2. Un 71,4% de los pacientes ingresados en las unidades de hospitalización del Principado de Asturias no se inician medidas agresivas.

3. Las variables sociodemográficas a estudio aun están en fase de recogida de datos.

6. BIBLIOGRAFÍA

1. Yáñez-Dabdoub M, Vargas-Celis I. *Cuidado humanizado en pacientes con limitación del esfuerzo terapéutico en cuidados intensivos: desafíos para enfermería.* Pers Bioét. 2018;22(1):56-75.

2. Rojas I, Vargas I, Ferrer L. *Rol de enfermería en la limitación del esfuerzo terapéutico en el paciente crítico.* Ciencia y Enfermería. 2013;19(3):41-50.

3. Betancourt Betancourt GJ. *Limitación del esfuerzo terapéutico y principios bioéticos en la toma de decisiones.* Humanidades médicas. 2014;14(2):407-422.

4. Hastings Center. La determinación de los fines de la medicina. *Los fines de la medicina.* 2ª ed. Barcelona: A&G Translations, 2007, p.35-47.

5. López Castro J. *Cuidados paliativos integrales y limitación del esfuerzo terapéutico.* Galicia Clin. 2016;77(4):173-174.

6. Canteros J, Lefeubre O, Toro M, Herrera C. *Limitación del esfuerzo terapéutico.* Revista Chilena Med Intensiva. 2007;22(2):93-96.

7. Pérez Pérez FM. *Adecuación del esfuerzo terapéutico, una estrategia al final de la vida.* Semergen. 2016;42(8):566-574.

8. Cabré Pericas L, Solsona Durán JF. *Limitación del esfuerzo terapéutico en medicina intensiva.* Med Intensiva. 2002;26(6):304-311.

9. ESPAÑA. Ley 5/2018, de 22 de junio, sobre derechos y garantías de la dignidad de las personas en el proceso del final de la vida. *Boletín Oficial del Principado de Asturias*, núm.181 de 27 de julio de 2018, p.74908-74924.

10. Sprung CL, Cohen SL, Sjokvist P, Baras M, Bulow HH, Hovilehto S et al. *End-of-life practices in European intensive care units: The Ethicus Study*. JAMA. 2003;290(6):790-797.

11. Sprung CL, Maia P, Bulow HH, Ricou B, Armaganidis A, Baras M et al. *The importance of religious affiliation and culture on end-of-life decisions in European intensive care units*. Intensive Care Med. 2007;33(10):1732-1739.

12. Esteban A, Gordo F, Solsona JF, Alía I, Caballero J, Bouza C et al. *Withdrawing and withholding life support in the intensive care unit: a Spanish prospective multi-center observational study*. Intensive Care Med. 2001;27(11):1744-1749.

13. Iribarren-Diarasarri S, Latorre-García K, Muñoz-Martínez T, Poveda-Hernández Y, Dudagoitia-Otaolea JL, Martínez Alutiz S et al. *Limitación del esfuerzo terapéutico tras el ingreso en una Unidad de Medicina Intensiva: análisis de factores asociados*. Med Intensiva. 2007;31(2):68-72.

7. ANEXOS

ANEXO 1: SOLICITUD AL COMITÉ ÉTICO DE INVESTIGACIÓN CLÍNICA

REGIONAL DEL PRINCIPADO DE ASTURIAS

	ESTUDIOS OBSERVACIONALES TRABAJO FIN DE GRADO	Comité de Ética de Investigación con Medicamentos AV/Roma S/N 33011 Tfno 985107927/985108028
Ed 01 21/12/2017	Código: FEOTFG Versión 01	Página 1 de 2

DATOS QUE APORTAR PARA LA EVALUACIÓN

A CUMPLIMENTAR POR LA SECRETARÍA Del CEIM	
PROYECTO	
Nº REGISTRO	

TÍTULO	LA LIMITACIÓN DEL ESFUERZO TERAPÉUTICO EN LA UNIDAD DE CUIDADOS INTENSIVOS DEL HOSPITAL UNIVERSITARIO CENTRAL DE ASTURIAS
TIPO DE ESTUDIO	ESTUDIO RETROSPECTIVO
INVESTIGADOR PRINCIPAL / SERVICIO O CENTRO DE ESTUDIOS	RAQUEL GONZÁLEZ MENÉNDEZ FACULTAD DE MEDICINA Y CIENCIAS DE LA SALUD GRADO EN ENFERMERÍA UNIVERSIDAD DE OVIEDO
ÁMBITO DE REALIZACIÓN	En la Unidad de Cuidados Intensivos del Hospital Universitario Central de Asturias
GARANTIZAR EL COMPROMISO DE PROTECCIÓN DE DATOS	El estudio se realizará siguiendo la Ley Orgánica 15/1999, de 13 de diciembre, de Protección de Datos de Carácter Personal. Este compromiso se incluye en el protocolo del estudio.

DOCUMENTACIÓN QUE ADJUNTAR

CONSENTIMIENTO INFORMADO	Se aporta: NO Se justifica que no es preciso aportar el Consentimiento informado: SÍ
PROTOCOLO/ CUADERNO DE RECOGIDA DE DATOS	Se aporta: SÍ
VISTO BUENO DEL TUTOR	Se incluye el visto bueno con su firma: SÍ

Comité de Ética de Investigación del Principado de Asturias

ACEPTACIÓN DE SERVICIOS COLABORADORES Y / O DIRECCIÓN DEL CENTRO	Servicio Dirección
PROMOTOR	Existe promotor externo: NO
MEMORIA ECONÓMICA	Existe financiación externa: NO
CERTIFICADO DE PÓLIZA DE SEGURO	Se precisa y se aporta: NO No se precisa y se justifica la exención de este: SÍ

Fdo.

Teléfono de contacto

Correo electrónico

Fecha: --/--/2019

ANEXO 2: SOLICITUD A LA SUBDIRECCIÓN DE GESTIÓN DEL CONOCIMIENTO

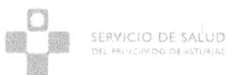

SERVICIO DE SALUD
DEL PRINCIPADO DE ASTURIAS

GERENCIA ÁREA SANITARIA IV

Subdirección de Gestión del Conocimiento e Investigación

SOLICITUD DE AUTORIZACIÓN PARA LA REALIZACIÓN DE TRABAJOS OBSERVACIONALES DE INVESTIGACIÓN CLÍNICA

1. Investigador principal.

Nombre y apellidos: Raquel González Menéndez	
Categoría: Estudiante de Enfermería	
Servicio:	Teléfonos de contacto:
Correo electrónico:	

2. Título del estudio:

LA LIMITACIÓN DEL ESFUERZO TERAPÉUTICO EN LA UNIDAD DE CUIDADOS INTENSIVOS DEL HOSPITAL UNIVERSITARIO CENTRAL DE ASTURIAS

3. ¿Se solicita acceso a historias del Archivo del Hospital? SÍ

4. ¿Se dispone de financiación externa para el proyecto? NO

5. Documentación que se adjunta:

- Copia del proyecto de investigación.
- Copia de la carta de autorización del Comité Ético de Investigación Clínica.

El investigador principal solicita autorización para la realización del proyecto anteriormente citado, y se compromete al cumplimiento de la normativa aplicable al mismo, incluyendo la LO 15/1999 de protección de datos de carácter personal y el RD 1720/2007, de 21 de diciembre, por el que se aprueba el reglamento de desarrollo de la Ley Orgánica 15/1999.

Fecha: --/--/2019
Firma:

Fecha de Recepción:
Referencia:

GOBIERNO DEL PRINCIPADO DE ASTURIAS

Celestino Villamil, s/nº - 33006 Oviedo
Tel.: 985 000 000 - Fax: 985 000 000

ANEXO 3: HOJA DE RECOGIDA DE DATOS

DATOS DEL PACIENTE				
Edad				
Sexo	Masculino		Femenino	
Enfermedad Crónica	SÍ		No	
Seleccionar el tipo de enfermedad	Diabetes		HTA	
	Renal		Hepática	
	Cardiovascular		Cerebrovascular	
	Respiratoria		Neoplásica	
	Osteoarticular		Hematológica	
	Otras			

DATOS DEL INGRESO					
Diagnóstico	Médico				
	Quirúrgico				
	Traumático				
Enfermedad					
Enf. Cardiovascular		Enf. respiratoria			
Enf. Neurológica		Enf. Renal			
Enf. Endocrino-metabólica		Enf. Digestiva			
Enf. Autoinmune		Sepsis			
Disfunción multiorgánica		Intoxicación/Sobredosis			
Otros					
Pronóstico	Grave				
	Irreversible				
	Terminal				
Calidad de Vida Previa	Buena		Regular		Mala
Calidad de Vida Futura	Buena		Regular		Mala
Tiempo de hospitalización previo al ingreso en UCI	Menos de 24 horas				
	1 día				
	2 días				
	De 3 a 9 días				
	Más de 9 días				

	Servicio de Urgencias	
Procedencia del paciente	Planta de Hospitalización	
	Otro hospital	
Fecha ingreso en UCI		
Fecha exitus		
Duración del ingreso en UCI		

DATOS DE LA LIMITACIÓN ESFUERZO TERAPÉUTICO (LET)			
Fecha inicio LET			
Tiempo en UCI hasta inicio LET			
Tiempo un UCI desde inicio LET			
Tipo de LET	Retirar medidas terapéuticas		
	No instaurar medidas terapéuticas		
Técnicas o tratamientos limitados	Ventilación Mecánica		
	Reanimación Cardiopulmonar		
	Diálisis		
	Pruebas Diagnósticas		
	Cirugía		
	Trasplante		
	Administración de hemoderivados		
	Terapia antibiótica		
	Fármacos vasoactivos		
	Nutrición artificial		
	Tratamientos oncológicos		
	Otros		
Opinión y preferencias del paciente	Sí		No
Voluntades Anticipadas	Sí		No
Si el paciente no tiene capacidad para expresar sus preferencias ni tiene Voluntades Anticipadas indicar a la persona responsable	Representante legal		
	Allegados más cercanos		
	Equipo médico		
Acuerdo con la familia	Sí		No
Intervención CEA	Sí		No
LET reflejada correctamente	Sí		No